Inhaltsverzeichnis

ICD*-Nr. Diagnose

---

* ICD = International Classification of Diseases.

Neurosen, Persönlichkeitsstörungen (Psychopathien) und andere nicht psychotische psychische Störungen

Vorbemerkungen

zur deutschen Übersetzung des internationalen Glossar zur 8. Revision des internationalen Diagnosenschlüssels (ICD) für psychiatrische Krankheiten

Die jetzige Fassung des Glossar wurde im Juni 1970 auf einer Sitzung einer internationalen Arbeitsgruppe der WHO in London vorgeschlagen. Sie wurde von Herrn Mombour und Herrn Kockott, München, ins Deutsche übersetzt.

Bei der Übersetzung wurde versucht, möglichst wörtlich den englischen Text ins Deutsche zu übertragen. Der Hauptakzent wurde darauf gelegt, den sachlichen Gehalt des Originals wiederzugeben. Englische Begriffe, die bei uns nicht gebräuchlich sind oder kein Pendant haben, wurden *englisch* in dem übersetzten Text belassen, damit die deutschen Benutzer des Glossar den vollständigen Text kennenlernen. Nachdem das Glossar vorliegt, mußten geringfügige Verbesserungen des im Januar 1970 im „Nervenarzt" veröffentlichten ICD-Schlüssels für psychiatrische Krankheiten vorgenommen werden. Gleichzeitig wurden Druckfehler ausgemerzt.

Die Multiple Sklerose muß auf Grund des Glossar nun unter 293.4 verschlüsselt werden (nicht wie im Kurzkommentar („Nervenarzt" s. o.) vorgeschlagen unter 292.3).

Bei 294.3 ist zu beachten, daß Intoxikationspsychosen, in deren Genese Alkohol neben anderen Mitteln eine Rolle spielt, hier einzuordnen sind. Lediglich dann, wenn Alkohol allein die Ursache des Krankheitsbildes ist, soll unter 291 verschlüsselt werden.

Da es sich um einen rein psychiatrischen Diagnosenschlüssel handelt, wurden im Glossar alle Hinweise auf Diagnosennummern der übrigen Teile des ICD fortgelassen, um Verwirrungen zu verhüten. Analog zum Würzburger Schlüssel wurden die Kategorien *unklare Fälle 316.0, neurologische*

Krankheit 316.1 und *weder psychisch noch neurologisch krank 316.2* als deutscher Zusatz angefügt. Es wurden dem internationalen Glossar einige deutsche Zusätze eingefügt, die durch ein Z im Text gekennzeichnet sind. Dabei wurde keine Vollständigkeit der dazugehörigen Begriffe angestrebt. Ferner mußten einige Entscheidungen getroffen werden, um unterschiedliche Verschlüsselungen an einigen problematischen Stellen zu verhüten. Dabei wurden die Formulierungen des Glossar belassen und die u. E. erforderlichen Änderungen unter Z angeführt.

So wird im Glossar mehrfach, bei der Definition der *organischen Psychosen,* den *Psychosen bei intrakraniellen Infektionen,* den *Psychosen bei anderen organischen Hirnstörungen* und den *Psychosen bei anderen körperlichen Störungen* gesagt, daß endogene Syndrome bei körperlichen Erkrankungen oder Intoxikationen dann, wenn sie kein organisches Gepräge haben, bei den endogenen Psychosen verschlüsselt werden sollten. Im Gegensatz hierzu sollen sie aber bei uns als organische Psychosen unter den entsprechenden Diagnosennummern eingeordnet werden.

Bei den Alkoholhalluzinosen tritt eine ähnliche Problematik im Hinblick auf die Dauer auf. Im Glossar werden nur akute, mit Bewußtseinsstörungen einhergehende Alkoholhalluzinosen den Alkoholpsychosen zugerechnet, alle anderen den Schizophrenien. Wir klassifizieren Alkoholhalluzinosen auch dann, wenn sie keine Bewußtseinsstörungen zeigen, unter 291.2, und nur, wenn sie länger als 6 Monate andauern, als schizophrene Erkrankung. Prädelirante Syndrome bei Alkoholismus sollten unter 309.1 eingeordnet werden. Die Frage, bis zu welchem Alter die „frühe Kindheit" für Schäden reicht, die zu Oligophrenien führen, wurde auch in dem Glossar nicht geklärt. U. E. wird die Grenze am besten bei dem vollendeten 3. Lebensjahr gezogen.

Manche Formulierungen in dem ICD-Schlüssel und dem Glossar sind dadurch zu verstehen, daß man ursprünglich für jeden Patienten nur eine Diagnose vorsah. Man sollte u. E. aber durchaus mehrere Diagnosen verwenden, um das Zustandsbild und seine Ursachen möglichst genau zu charakterisieren. Dabei sollte die das aktuelle Bild prägende Krankheit als erste Diagnose angeführt werden, z. B. 291.0 Alkoholdelir, 303.1 gewohnheitsmäßiger Alkoholmißbrauch, 301.1 cyclothyme Persönlichkeit.

Für die erste Diagnose sollte also die Aktualität maßgebend sein.

Wie jedes Diagnosenschema und Glossar weisen natürlich auch die vorliegenden Mängel auf. Möglichst viele kritische Stimmen können helfen, Mängel auszugleichen. Mit Anregungen und Vorschlägen sowie mit Kritik und Hinweisen auf Unstimmigkeiten wende man sich an Herrn Professor Helmchen, 1 Berlin 19, Nußbaumallee 36. Immerhin ist mit der Einführung eines internationalen Diagnosenschlüssels und des zugehörigen Kommentars ein großer Schritt vorwärts zur besseren Verständigung in der Psychiatrie getan.

22. Oktober 1970

R. Degkwitz   H. Helmchen   W. Mombour

Einführung

Das Ziel des Glossar ist, zu erreichen, daß mit seiner Hilfe das psychiatrische Diagnosenschema von allen soweit wie möglich gleichsinnig angewandt wird. Hierfür ist es weniger wichtig, daß die diagnostischen Termini „ganz genau richtig" sind. Es kommt vielmehr darauf an, daß gleiche Krankheitsbilder unter dem gleichen Begriff eingeordnet werden und bekannt ist, unter welcher Rubrik ein bestimmtes Krankheitsbild zu finden ist. Eine solche Gleichförmigkeit der Interpretation und Klassifikation ist bekanntlich besonders dringend bei paranoiden Krankheitsbildern, dem vieldeutigen Begriff Depression, den Überschneidungen in der Diagnose von Schizophrenie und affektiven Psychosen sowie den Verhaltensstörungen in der Kindheit.

Um dieses Ziel zu erreichen, müssen gewisse Begriffe definiert und Verfahrensvorschriften gegeben werden: So wurde etwa das Mindestalter für die senile Demenz (290.0) auf 65 Jahre festgelegt; schwere paranoide Krankheitsbilder ohne sichere schizophrene Symptome den „paranoiden Syndromen" (297) zugeordnet. Bei großen Unterschieden in der diagnostischen Praxis und den grundsätzlichen Standpunkten, z. B. bei den „reaktiven Psychosen", wurde ein gewisser Spielraum belassen. Unvermeidlich sind Unstimmigkeiten infolge der üblichen gleichzeitigen Anwendung zweier diagnostischer Gesichtspunkte. Bei dem einen wird nach Zustandsbildern, bei dem anderen nach Ursachen der Krankheitsbilder klassifiziert. Dies spielt bei der Einordnung der Alkoholpsychosen eine Rolle. Hier kann nur das genaue Befolgen der Anweisungen Unstimmigkeiten im Rahmen des Möglichen verhindern. Der divergierenden diagnostischen Beurteilung der Wochenbettpsychosen und Involutionsdepressionen wurde in dem Glossar nach Möglichkeit Rechnung getragen.

Genaue oder „operationale" Definitionen diagnostischer Begriffe sind im Augenblick infolge mangelnder Kenntnisse und zu vager Ansichten nicht möglich. Die bekanntesten Beispiele hierfür sind die Grundbegriffe „Psychose" und „Neurose", für die es keine präzisen Definitionen gibt.

Viele Psychiater werden meinen, daß die Definitionen und Anweisungen des Glossar nicht mit den von ihnen bevorzugten übereinstimmen. Es ist trotzdem erstrebenswert, daß sie sich für statistische Erhebungen, Angaben in wissenschaftlichen Untersuchungen und Beschreibungen klinischer Bilder an das internationale Glossar halten, um dem internationalen Diagnosenschema Ansehen zu verleihen und Gehalt zu geben. Wenn sie dem Glossar in ihren Ansichten und in der Praxis nicht folgen können, sind sie frei, es für ihre speziellen, z. B. wissenschaftlichen Interessen, zu modifizieren und zu erweitern, vorausgesetzt, daß sie eine eindeutige Übersetzung ihrer Definitionen in die des Glossar und des Diagnosenschlüssels angeben. In manchen Fällen wird ein nationales Glossar zusammengestellt werden. Dies aber nur unter der Bedingung, daß es in dem betreffenden Land überall gleichsinnig gebraucht wird.

Wenn jemand das Glossar für statistische Zwecke verwendet, sollte er nicht die Diagnose in der gewohnten Weise stellen und dann im Glossar nach einem einigermaßen passenden Begriff suchen. Er sollte sich vielmehr vorher die Umschreibungen im Glossar aneignen. Der Begriff, der hiernach den Krankheitszustand des Patienten am besten umfaßt, sollte gewählt werden, auch dann, wenn er dem Untersucher oder einer in seinem Lande herrschenden Ansicht nicht annehmbar erscheint oder entspricht.

Das Glossar ist für die 8. Revision des internationalen Diagnosenschlüssels (ICD) gedacht. Es wäre offensichtlich besser, wenn es sich auf die 9. Revision bezöge, aber niemand kann auch nur annähernd voraussagen, wie diese aussehen wird. Die großen Abweichungen einiger deutscher Diagnosenschemata (Helmchen, Hippius und Meyer 1966, Arnold

6

1969) und des offiziellen französischen Diagnosenschemas (Sadoun 1968) von der 8. Revision des ICD zeigen, wie schwierig es sein wird, die verschiedenen nationalen Klassifikationen miteinander in Einklang zu bringen. Ein Versuch, das Glossar schon jetzt auf eine vielleicht wünschenswerte und erreichbare 9. Revision der ICD hin zu verfassen, die in den Händen der Götter liegt, würde die Verwirrung nur steigern, wenn es eines Tages darum geht, die 9. Revision zu bearbeiten.

Psychosen (290—299)

Der Begriff Psychose umfaßt solche krankhaften Zustände, in denen die Beeinträchtigung der psychischen Funktionen ein so großes Ausmaß erreicht, daß dadurch Einsicht und Fähigkeit, einigen der üblichen Lebensanforderungen zu entsprechen, oder der Realitätsbezug erheblich gestört sind. Es handelt sich um keinen exakten oder genau definierten Begriff.

Organische Psychosen (290—294)

Syndrome mit Störungen der Orientierung, des Gedächtnisses, der Auffassung, des Rechnens, der Lern- und Urteilsfähigkeit. Dies sind die Hauptmerkmale, aber auch Affektverflachung oder -labilität können vorhanden sein oder eine anhaltende Stimmungsänderung, Abnahme der ethischen Normen und Zuspitzung oder Neuauftreten von Persönlichkeitszügen.

Der Begriff **Demenz** umfaßt in diesem Kommentar alle Zustände mit mangelhafter Gedächtnis- und Urteilsfähigkeit, Ideenarmut, Affektverflachung und verminderter Fähigkeit, selbständig Entscheidungen zu treffen. Demenz ist meist ein Endzustand und irreversibel. Der Begriff **Delir** wird gebraucht, um einen Zustand mit Bewußtseinstrübung, Verwirrtheit, Desorientierung und lebhaften Halluzinationen zu beschreiben. Der Verlauf ist kurzfristig.

Z | Dieser Psychose-Begriff ist weiter als der deutschsprachige und umfaßt nicht nur produktive Syndrome. Auch der Demenz-Begriff ist weiter als der deutschsprachige und umfaßt neben schweren auch mittlere organische Psychosyndrome. Organisch bedingte Persönlichkeitsstörungen ohne wesentliche intellektuelle und mnestische Störungen gehören zur Gruppe 309.

Dazugehörige Begriffe:

Organische Psychose
Organisches Psychosyndrom

Z | Akute exogene Reaktionstypen
Körperlich begründbare Psychosen
Symptomatische Psychose

Auszuschließen:

Hirnlokales Psychosyndrom (309).

Psychosen ohne die oben erwähnten Merkmale, auch wenn sie im Zusammenhang mit einer Körperkrankheit oder Hirnverletzung stehen. Sie sollten bei dem passenden Syndrom klassifiziert werden, z. B. paranoide Schizophrenie (295.3).

Z | Im Gegensatz hierzu sollen bei uns entsprechend dem bisherigen Gebrauch endogen aussehende körperlich begründbare Psychosen (z. B. paranoid-halluzinatorische progressive Paralyse (292.0), Amphetaminpsychosen (294.3)) als organische Psychosen klassifiziert werden (290—294).

290 Demenzen bei präsenilen und senilen Hirnkrankheiten

290.0 Senile Demenz

Demenz nach dem 65. Lebensjahr, bei der jede andere Hirnkrankheit außer der senilatrophischen Veränderung einigermaßen ausgeschlossen werden kann.

Auszuschließen:

Nichtpsychotische psychische Störungen in Verbindung mit senilen Hirnkrankheiten (309.6).
Paranoide oder affektive Psychosen ohne organische Züge (selbst wenn sie nach dem 65. Lebensjahr zum erstenmal auftreten). Sie sollten bei dem passenden Syndrom klassifiziert werden (296, 297).

290.1 Demenz bei präsenilen Hirnkrankheiten

Demenz vor dem 65. Lebensjahr bei Patienten mit den relativ seltenen Formen einer diffusen oder Lappenatrophie des Gehirns.

Dazugehörige Begriffe:

Morbus Alzheimer
Organisches Psychosyndrom mit produktiver Symptomatik
bei präsenilen Hirnkrankheiten
Umschriebene Hirnatrophie
Morbus Pick
Morbus Jacob-Creutzfeldt mit Demenz
Präsenile Psychose
Präsenile Sklerose

Auszuschließen:

Psychosen bei anderen organischen Hirnstörungen wie arteriosklerotische Demenz (293.0) oder Chorea Huntington
(293.4).

Z | 290.9 **Andere und nicht näher bezeichnete psychische Störungen**
bei präsenilen und senilen Hirnkrankheiten

291 **Alkoholpsychosen**

Organische Psychosen, die hauptsächlich mit exzessivem
Alkoholkonsum im Zusammenhang stehen; man nimmt an,
daß Mangelernährung eine führende Rolle spielt.

Auszuschließen:

Alkoholismus (303).
Alcoholism with a physical condition (309.9).
Psychosen, die unter exzessivem Alkoholgenuß auftreten,
aber zu keiner Zeit die charakteristischen Züge einer organischen Psychose zeigen. Sie sollten unter dem Syndrom
klassifiziert werden, das sie aufweisen, z. B. paranoide Schizophrenie (295.3).

Z | Im Gegensatz hierzu sollten Psychosen, die klar auf Alko-
holismus zu beziehen sind, hier erfaßt werden, auch wenn
sie keine organischen Züge zeigen.

291.0 Delirium tremens

Akute Psychose bei Alkoholikern, die charakterisiert ist durch Bewußtseinstrübung, Desorientiertheit, Angst, optische und haptische Halluzinationen, Unruhe, Tremor und Fieber.

Dazugehöriger Begriff:
Alcohol withdrawal syndrome

Z | Auszuschließen:
Prädelirante Syndrome (309.1)

291.1 Alkoholisches Korsakow-Syndrom (Korsakow-Psychose)

Syndrom bei Alkoholikern mit auffälliger und anhaltender Gedächtnisschwäche, erheblicher Einbuße des Neugedächtnisses, zeitlicher Desorientiertheit und Konfabulationen (es wird auch bei anderen Störungen gesehen). Es tritt als Folge einer akuten Alkoholpsychose auf (besonders eines Delirium tremens) oder seltener im Verlauf eines chronischen Alkoholismus. Gewöhnlich findet man eine periphere Neuritis, und es kann ein Morbus Wernicke vorliegen.

Dazugehörige Begriffe:
Alkoholische Psychose mit Polyneuritis
Chronic alcoholic delirium
Korsakow-Psychose (alkoholische)

Auszuschließen:
Nichtalkoholisches Korsakow-Syndrom

Z | Bei bekannter Grundkrankheit ist das Korsakow-Syndrom entsprechend einzuordnen, z. B. CO-Vergiftung (294.3), ist sie unbekannt, dann unter 294.9 einordnen.

291.2 Alkohol-Halluzinose

Akute Psychose mit leichter Bewußtseinstrübung und starker ängstlicher Unruhe, bei der akustische Halluzinationen auftreten; dies sind meistens Stimmen, die Beschimpfungen und Drohungen ausstoßen.

Z | Auch akute Alkoholhalluzinosen mit klarem Bewußtsein werden hier eingeordnet.

Auszuschließen:

Alkoholiker mit einer Schizophrenie (295) oder einem paranoiden Syndrom (297), die in der Form einer chronischen Halluzinose mit klarer Bewußtseinslage auftreten.

Z | Eine Halluzinose ist als chronisch anzusehen, wenn sie länger als 6 Monate dauert.

291.3 **Eifersuchtswahn**

Chronische paranoide Psychose bei Alkoholikern, in welcher der Eifersuchtswahn das auffälligste Syndrom ist.

Auszuschließen:

Paranoide Schizophrenie (295.3)
Nichtalkoholische Paranoia (297.0).

Z | 291.4 **Alkoholrausch**

(Nach dem Schlüssel der WHO eigentlich E 860 und N 980)

291.5 **Pathologischer Rausch**

291.9 **Andere und nicht näher bezeichnete Alkoholpsychosen**

Dieser Ausdruck bezieht sich auf alle übrigen Alkoholpsychosen, die oben nicht klassifiziert werden können.

Dazugehörige Begriffe:

Alcoholic:
  dementia
  insanity
  mania
  psychosis
Alcoholism (chronic) with
  psychosis

Not otherwise specified or of any type not classified under 291.0—291.3

292 Psychosen bei intrakraniellen Infektionen

Organische Psychosen, verursacht durch oder im Zusammenhang mit Störungen, wie sie unter 292.0—292.9 angegeben sind.

Dazugehöriger Begriff:
Brain syndrome with psychotic reaction

Auszuschließen:
Psychosen im Zusammenhang mit intrakraniellen Infektionen, die zu keiner Zeit die charakteristischen Züge einer organischen Psychose zeigen. Sie sollten unter dem Syndrom klassifiziert werden, das sie aufweisen, z. B. paranoide Schizophrenie (295.3).

Z | Im Gegensatz hierzu sollen auch endogen aussehende Psychosen bei intrakraniellen Infektionen hier klassifiziert werden.

292.0 Bei progressiver Paralyse

Syphilitische Encephalitis mit Psychose

Dazugehörige Begriffe:
Dementia paralytica
General paralysis of insane (progressive)
Paretic neurosyphilis
Taboparesis if with organic psychosis

Auszuschließen:
Eine syphilitische Hirnerkrankung, in der das psychische Bild nicht psychotische Intensität erreicht (309.0).

292.1 Bei anderen luischen Erkrankungen des ZNS

Z. B. Tabes dorsalis, juvenile Neurosyphilis und andere syphilitische Erkrankungen des zentralen Nervensystems, wenn eine organische Psychose dabei ist.

Z | Lues cerebri

292.2 Bei epidemischer Encephalitis

Auszuschließen:
ist ein nichtpsychotisches organisches Psychosyndrom, verursacht durch intrakranielle Infektion (309.0).

292.3 Bei anderen und nicht näher bezeichneten Encephalitiden

Störungen, die anderen encephalitischen Infektionen zugeschrieben werden als der epidemischen Encephalitis, sowie
Encephalitiden, die nicht näher bezeichnet sind. Wenn möglich, sollte der infektiöse Erregertyp angegeben werden.
Die Störung sollte unter nichtpsychotischen psychischen Störungen bei intrakraniellen entzündlichen Prozessen klassifiziert werden, wenn sie nicht-psychotisches Ausmaß hat
(309.0).

Dazugehörige Begriffe:

Nicht näher bezeichnete postencephalitische Psychose
Psychose im Zusammenhang mit:
Encephalitis
Encephalomyelitis oder nicht näher bezeichneter Meningo-
encephalitis
als Folge einer Allgemeininfektion
tuberkulöser Genese
idiopathic
Anderen Hirnentzündungen

Auszuschließen:

Psychose bei
traumatischer Encephalopathie (bei Hirntraumen) (293.5)
epidemischer Encephalitis (292.2)

292.9 Bei anderen und nicht näher bezeichneten intrakraniellen Infektionen

Psychosen bei Meningitis, Hirnabszeß und anderen Infektionen.

Dazugehörige Begriffe:

Psychosen im Zusammenhang mit:
Hirnabszeß
(cerebraler) Meningitis (jeder Erreger)
Hirntuberkulose
anderen intrakraniellen Infektionen (ausgenommen Encephalitiden).

293 Psychosen bei anderen organischen Hirnstörungen

Alle Psychosen im Zusammenhang mit cerebralen Störungen, die bisher nicht aufgeführt wurden.

Dazugehörige Begriffe:

Organische Psychosen, verursacht durch oder in Verbindung mit Störungen, die unter den Nrn. 293.0—293.9 aufgeführt sind.

Auszuschließen:

Psychosen in Verbindung mit anderen cerebralen Störungen, die zu keiner Zeit charakteristische Züge einer organischen Psychose zeigen. Sie sollten unter dem Syndrom klassifiziert werden, das sie aufweisen, z. B. paranoide Schizophrenie (295.3).

Z | Im Gegensatz hierzu sollen auch endogen aussehende Psychosen bei anderen organischen Hirnstörungen hier klassifiziert werden.

293.0 Bei Hirnarteriosklerose

Chronische organische Psychose, die einer degenerativen Erkrankung der Hirnarterien zugeschrieben werden kann. Es kann unmöglich sein, sie von seniler oder präseniler Demenz abzugrenzen, die gleichzeitig vorliegen kann. Häufig kommen Symptome vor, die auf eine fokale Hirnschädigung hinweisen.

Dazugehörige Begriffe:

Nicht näher bezeichnete arteriosklerotische Psychose.
Psychose im Zusammenhang mit:
  Hirnarteriosklerose
  generalisierten ischämischen Krankheiten der Cerebralgefäße.

293.1 Bei anderen cerebralen Durchblutungsstörungen

Organische Psychosen bei cerebraler Embolie, cerebraler Thrombose oder cerebralen Durchblutungsstörungen als Folge einer Herzkrankheit.

Dazugehörige Begriffe:

Organische Psychose im Zusammenhang mit:
Apoplexie oder Schlaganfall
cerebraler Hämorrhagie, Embolie oder Thrombose
anderen cerebralen Durchblutungsstörungen oder vaskulären Erkrankungen des Gehirns.

293.2 Bei Epilepsie

Organische Psychosen bei epileptischen Anfällen, für die keine eindeutige Verursachung gefunden werden kann.

Auszuschließen:

Die psychotischen Epileptiker, bei denen eine Ursache für ihre Anfälle gefunden werden kann.

Z Sie sollen in den entsprechenden Gruppen klassifiziert werden, z. B. nach Hirntrauma (293.5), Hirntumor (293.3).

293.3 Bei intrakraniellen Tumoren

Organische Psychosen bei primären oder metastatischen intrakraniellen Tumoren.

Dazugehörige Begriffe:

Organische Psychose bei:
Tumor (gutartig, bösartig)
des Gehirns
der cerebralen Meningen
intrakraniell: nicht näher bezeichnet
des Corpus pineale
der Hypophyse
anderen intrakraniellen Tumoren.

293.4 Bei degenerativen Erkrankungen des ZNS

Psychosen bei:

Chorea Huntington,
anderen degenerativen, hereditären und familiär gehäuften Erkrankungen des zentralen Nervensystems,
multipler Sklerose des Gehirns und anderen degenerativen oder Entmarkungskrankheiten des zentralen Nervensystems.

Auszuschließen:

Organische Psychosen bei:
nichtdegenerativen cerebralen Störungen (293.9)
hepatolenticulärer Degeneration (294.1)
Morbus Jacob-Creutzfeldt (290.1)
Senile und präsenile Demenz (290.0)
Degenerative Erkrankungen des ZNS ohne Psychosen (309.8).

293.5 Bei Hirntraumen

Akute oder chronische organische Psychosen bei Hirnverletzungen.

Dazugehörige Begriffe:

Organische Psychose
bei geburtstraumatischer Schädigung des Gehirns
bei Hirntrauma:
ohne nähere Angaben
verursacht durch:
elektrische Unfälle
chirurgische Eingriffe
Hypoxie
Schädelfraktur (mit Hirnverletzung)
andere Störungen.

293.9 Bei anderen und nicht näher bezeichneten cerebralen Störungen

Organische Psychose bei:
angeborenen Anomalien (Gehirn, ZNS, Schädel),
nicht näher bezeichneter Hirnkrankheit,
anderen und nicht näher bezeichneten cerebralen Störungen, nichtdegenerativer Art.

Dazugehöriger Begriff:
Psychose mit nicht näher bezeichneter cerebraler Störung.

294 Psychosen bei anderen körperlichen Störungen

Organische Psychosen bei allgemeinen körperlichen Störungen (im Unterschied zu den cerebralen Störungen, die vorher beschrieben wurden).

Dazugehörige Begriffe:
Organische Psychose, verursacht durch oder bei den Störungen, die unter den Nrn. 294.0—294.9 aufgeführt sind.

Auszuschließen:
Psychosen bei körperlichen Störungen, die zu keiner Zeit die charakteristischen Züge einer organischen Psychose zeigen. Sie sollten unter dem Syndrom aufgeführt werden, das sie aufweisen, z. B. paranoide Schizophrenie (295.3).

Z | Im Gegensatz hierzu sollen auch endogen aussehende Psychosen bei allgemeinen körperlichen Störungen hier klassifiziert werden.

294.0 Bei endokrinen Störungen

Organische Psychosen bei primär endokrinen Störungen wie Thyreotoxikose, Myxödem, Diabetes mellitus und Morbus Cushing.

Dazugehörige Begriffe:
Psychosen bei endokrinen Störungen

Psychotische Störungen, die durch den therapeutischen Gebrauch von endokrinen Substanzen ausgelöst werden, z. B. Steroiden (294.3).
Schwangerschaftspsychosen.

294.1 Bei Stoffwechselkrankheiten und Ernährungsstörungen

Organische Psychosen bei Elektrolytstörungen, Lebererkrankungen, Nierenerkrankungen und Vitaminmangelkrankheiten.

Auszuschließen:
Psychosen bei Alkoholismus.

294.2 Bei Allgemeininfektionen

Verwirrtheitszustände, Delirien und halluzinatorische und nicht näher bezeichnete Zustandsbilder, die bei Allgemeininfektionen auftreten, wie Pneumonie, Fleckfieber, Malaria, akute Polyarthritis.

Dazugehörige Begriffe:

Organische Psychose bei:
  akuter Polyarthritis
  Influenza
  Malaria
  Pneumonie
  Sepsis
  Tuberkulose
  Fleckfieber
  Thyphus
  nicht näher bezeichneten Allgemeininfektionen

Auszuschließen:

Manisch-depressive Erkrankung und Schizophrenie, die durch eine leichte infektiöse Erkrankung ausgelöst sind, wie z. B. Influenza, Psychose bei intrakranieller Tuberkulose und anderen intrakraniellen Infektionen (292).

294.3 Bei Intoxikationen durch Arzneimittel oder Gifte

Verwirrtheitszustände, Delirien und halluzinatorische und nicht näher bezeichnete psychotische Zustandsbilder, die verursacht werden durch Arzneimittel, Drogen oder Gifte (außer Alkohol allein), Hormone, Schwermetalle, Gas, Kohlenmonoxyd, industrielle oder Nahrungsmittelvergiftung mit oder ohne Demenz.

Dazugehörige Begriffe:

Psychose in Verbindung mit
Nebenwirkungen von Medikamenten,
Medikamentensucht- oder -abhängigkeit (jede Störung entspr. 304),
toxischer Wirkung von nicht medizinischen Substanzen (außer Alkohol allein).

Auszuschließen:

Alkoholpsychosen (291)
genau umschriebene psychotische Krankheitsbilder wie depressive Zustandsbilder oder Schizophrenie im Zusammenhang mit Intoxikation durch Arzneimittel, Drogen oder Gifte.
Medikamentenabhängigkeit ohne Psychose (304).

Z | Im Gegensatz hierzu sollen auch endogen aussehende Psychosen, die klar auf eine Intoxikation zu beziehen sind, hier erfaßt werden.

Z | Auszuschließen sind aber:

Nichtpsychotische Störungen im Zusammenhang mit Intoxikationen durch Arzneimittel, Drogen oder Gifte (309.1).

294.4 Im Puerperium

Nicht näher bezeichnete Psychosen, die innerhalb von 6 Wochen (42 Tage) nach der Geburt aufgetreten sind.

Auszuschließen:

Unter 295—298 klassifizierbare Psychosen, die während des Puerperiums auftreten.

294.8 Bei anderen körperlichen Erkrankungen

Organische Psychosen bei anderen körperlichen Erkrankungen, die nicht näher diagnostiziert worden sind.

Dazugehörige Begriffe:

Psychose bei näher bezeichneten körperlichen Krankheiten, die jedoch nicht unter 292.0—294.4 klassifizierbar sind.
Allergische Reaktionen.

294.9 Bei nicht näher bezeichneten körperlichen Krankheiten

Dazugehörige Begriffe:

Nicht näher bezeichnete organische Psychose
Nicht näher bezeichnete postoperative Psychose
Nicht-alkoholische Korsakow-Psychose

Auszuschließen:

Organische Psychosen bei chirurgischem Hirntrauma (293.5).

295 Schizophrenie

Eine Gruppe von Psychosen mit einer tiefgehenden Persönlichkeitsstörung, charakteristischen Denkstörungen, einem Gefühl, von fremden Kräften kontrolliert zu werden, Wahnideen, die bizarr sein können, gestörter Wahrnehmung, abnormem Affekt, der mit der tatsächlichen Situation nicht übereinstimmt, Autismus und trotzdem im allgemeinen klaren Bewußtsein und erhaltenen intellektuellen Fähigkeiten.

Die Persönlichkeitsstörung bezieht sich auf die grundlegenden Funktionen, die einer normalen Person das Gefühl von Individualität (Einmaligkeit) und Unabhängigkeit geben. Die Patienten haben das Empfinden, ihre intimsten Gedanken, Gefühle und Handlungen sind anderen bekannt oder werden von anderen geteilt. Zur Erklärung können sie Wahnideen entwickeln, daß natürliche oder übernatürliche Mächte am Werk sind, um ihre Gedanken und Handlungen in einer oft bizarren Weise zu beeinflussen. Der Schizophrene sieht sich selbst als den Angelpunkt aller Geschehnisse. Halluzinationen, besonders Stimmen, sind häufig; sie können den Patienten kommentieren oder indirekt anreden. Die Wahrnehmung ist in anderer Art gestört; nebensächliche Gesichtspunkte können übermächtige Bedeutung erlangen und können zusammen mit Gefühlen des Ausgeliefertseins den Patienten zu dem Glauben führen, alltägliche Dinge und Situationen besäßen eine speziell auf ihn gerichtete, meist unheimliche Bedeutung. Bei der charakteristischen schizophrenen Denkstörung, die meist ausgeprägt vorhanden ist, gelangen periphere und nebensächliche Züge eines Gesamtkonzepts in den Vordergrund, die im normalen Denken gehemmt sind; sie werden anstelle der Elemente benutzt, die für die Situation zutreffend und angebracht sind. So wird das Denken vage, schief und obskur und der sprachliche Ausdruck oft unverständlich. Unterbrechungen und Ablenkungen im fortlaufenden Gedankengang sind häufig; der Patient kann überzeugt sein, daß seine Gedanken von irgendwelchen außenstehenden Kräften entzogen werden. Der Affekt kann flach, launisch und unangepaßt sein. Ambivalenz und Willensstörungen können als Untätigkeit, Negativismus oder Stupor erscheinen. Katatone Symptome können vorhanden sein.

Die Diagnose Schizophrenie sollte nur gestellt werden, wenn charakteristische Störungen des Denkens, der Wahrnehmung, der Stimmung, des Verhaltens oder der Persönlichkeit vorhanden sind oder während des Krankheitsverlaufes vorhanden waren; wenigstens in zwei der genannten Gebiete sollten Störungen vorliegen. Die Diagnose sollte nicht auf die Fälle beschränkt werden, die einen protrahierten, zum Abbau führenden oder chronischen Verlauf nehmen.

Zusätzlich zur Diagnosestellung auf Grund der o. a. Kriterien sollte man sich möglichst bemühen, eine der folgenden Untergruppen anhand der Symptome zu benennen, die im Vordergrund stehen.

295.0 Schizophrenia simplex

Eine Psychose, bei der sich Seltsamkeiten im Verhalten, Unfähigkeit, den Anforderungen der Gesellschaft zu entsprechen und Leistungsabfall auf allen Gebieten schleichend entwickeln. Wahnideen und Halluzinationen sind nicht deutlich und die Störung ist weniger offensichtlich psychotisch als beim hebephrenen, katatonen oder paranoiden Untertyp der Schizophrenie. Mit zunehmender sozialer Isolierung kann sich Landstreicherei entwickeln, der Patient zieht sich auf sich selbst zurück, wird untätig und ziellos. Da die schizophrenen Symptome nicht eindeutig sind, sollte die Diagnose dieser Unterform, wenn überhaupt, selten gestellt werden.

Dazugehörige Begriffe:

Dementia praecox: Simplex Form
Primary schizophrenia

Auszuschließen:

Latente Schizophrenie (295.5).

295.1 Hebephrene Form

Eine Form der Schizophrenie, bei welcher Affektveränderungen im Vordergrund stehen, Wahnideen flüchtig und fragmentarisch, Halluzinationen selten sind, unverantwortliches und nicht vorhersehbares Verhalten auftritt und Manierismen häufig sind. Der Affekt ist abgeflacht und inadäquat, häufig mit Kichern oder selbstgenügsamem, auf sich selbst bezogenem Lächeln oder mit stolzem Gehabe, Grimassen, Manierismen, Possen, hypochondrischen Klagen und häufig wiederholten Redensarten. Das Denken ist zerfahren. Es besteht eine Tendenz, sich abzusondern, und das Verhalten erscheint ziel- und -gefühllos. Diese Schizophrenieform beginnt meist zwischen 15 und 25 Jahren.

Dazugehöriger Begriff:

Hebephrenie.

295.2 Katatone Form

Als wesentlicher Zug dieser Form besteht eine ausgeprägte Störung der Psychomotorik, die oft zwischen zwei Extremen wie Hyperkinese und Stupor oder automatischem Befolgen von Befehlen und Negativismus schwankt. Erzwungene Haltungen können für längere Zeit beibehalten werden; bringt man die Glieder des Patienten in eine unnatürliche Stellung, dann werden sie im allgemeinen für einige Zeit so weiter gehalten, auch wenn die äußere Unterstützung wegfällt. Schwere Erregung kann ein eindrucksvolles Merkmal dieses Zustandsbildes sein. Depressive und hypomanische Begleitsymptome sind häufig.

Dazugehörige Begriffe:

Katatonie
Katatoner Stupor
Katatoner Erregungszustand

295.3 Paranoide Form

Die Form der Schizophrenie, in der relativ dauerhafte Wahnideen und Halluzinationen das klinische Bild beherrschen. Es handelt sich häufig um Verfolgungswahn, aber auch andere Wahnformen kommen vor (z. B. Eifersuchtswahn, Abstammungswahn, Sendungswahn oder Wahn körperlicher Beeinflussung *(delusion of bodily change))*. Halluzinationen und unberechenbares Verhalten können vorkommen; in einigen Fällen ist das Verhalten von Anfang an schwer gestört, die Denkstörung ist grob auffällig und am Ende bildet sich eine Affektverflachung mit fragmentarischen Wahnideen und Halluzinationen aus.

Dazugehöriger Begriff:
Paraphrene Schizophrenie

Auszuschließen:
Paranoide Psychose im Involutionsalter (297.1).

295.4 Akute schizophrene Episoden

Anders als bei den bisher beschriebenen schizophrenen Störungen tritt ein traumhafter Zustand mit leichter Bewußtseinstrübung und Ratlosigkeit auf. Gegenstände, Leute und Ereignisse bekommen eine persönliche Bedeutung für den Patienten. Beziehungsideen und emotionale Unruhe können vorhanden sein. In den meisten Fällen tritt Rückbildung innerhalb weniger Wochen oder Monate ein.

Dazugehörige Begriffe:
Akute Schizophrenie
Akute schizophrene Episoden
Schizophreniforme Psychose (Verwirrtheitstyp)
Schizophrene Reaktion
Oneirophrenia

Auszuschließen:
Akute Bilder der unter 295.0—295.3 beschriebenen Formen.

Z | Psychogene und organische Dämmerzustände

295.5 Latente Schizophrenie

Ein Zustandsbild mit exzentrischem oder inkonsequentem Verhalten und Affektanomalien, die den Eindruck einer Schizophrenie erwecken, obwohl keine bestimmten und charakteristischen schizophrenen Symptome vorhanden sind oder waren.

Dazugehörige Begriffe:

Starker Verdacht auf Schizophrenie
Pseudoneurotische Schizophrenie
Pseudopsychopathic schizophrenia

Auszuschließen:

Schizoide Persönlichkeit (301.2).

295.6 Schizophrene Rest- und Defektzustände

Eine chronische Form der Schizophrenie, in der die Symptome, die von der akuten Phase weiterbestehen, meistens ihre Schärfe verloren haben. Das Gefühlsleben ist abgestumpft, die Denkstörungen, auch wenn sie grob auffällig sind, verhindern nicht, daß Routinetätigkeit ausgeübt werden kann. Gefühlsmäßige Distanzierung kommt zum Ausdruck.

295.7 Schizoaffektive Psychosen

Eine Psychose, in der auffällige typisch manische oder depressive Symptome vermischt sind mit schizophrenen Symptomen. Gewöhnlich tritt eine Rückbildung ohne Dauerdefekt ein, aber die Rückfallgefahr ist groß. Die Diagnose sollte nur dann gestellt werden, wenn affektive und schizophrene Symptome ausgeprägt vorhanden sind.

Dazugehörige Begriffe:

Mischpsychosen
Schizophreniforme Psychose, affektiver Typ.

295.8 Andere Schizophrenieformen

Umschriebene Schizophrenieformen, die unter den Nrn. 295.0—295.7 nicht klassifiziert werden können. Hierzu gehören manchmal kurz vor der Pubertät auftretende Psychosen, bei denen schizophrene Züge vorherrschen und die geistige Entwicklung verzögert oder gestört sein kann. Diese Zustandsbilder sind sehr ähnlich, wenn nicht gar identisch mit denen der Schizophrenie, aber die Art des Beginns oder Verlaufs der Krankheit machen die Diagnose einer Schizophrenie unsicher.

Dazugehörige Begriffe:
Atypische Schizophrenie
Nicht näher bezeichnete Schizophrenie im Kindesalter
Coenästhetische Schizophrenie
Dementia praecocissima

Auszuschließen:
Infantiler Autismus (306.9).

295.9 Nicht näher bezeichnete Schizophrenieformen

(Sollte nur als letzte Möglichkeit benutzt werden.)

Dazugehörige Begriffe:
Nicht näher bezeichnete Schizophrenie
Nicht näher bezeichnete Dementia praecox
Nicht näher bezeichnete schizophrenieforme Psychose.

296 Affektive Psychosen

Häufig sich wiederholende Psychosen, bei denen eine schwere Affektstörung vorliegt, meistens als Depression und Angst, aber auch als gehobene Stimmung und Erregung. Eines oder mehrere der folgenden Symptome sind zusätzlich vorhanden: Wahnideen, Ratlosigkeit, gestörte Selbsteinschätzung, Wahrnehmungs- und Verhaltensstörungen; sie alle stehen im Zusammenhang mit der vorherrschenden Stimmung des Patienten (so auch Halluzinationen, wenn sie auftreten).

Auszuschließen:
Reaktive depressive Psychosen (298.0)
Reaktiver Erregungszustand (298.1)
Depressive Neurose (300.4).

296.0 Involutionsdepression

Psychosen, die durch ein schweres depressives Zustandsbild charakterisiert sind, oft mit einer starken paranoiden Komponente. Sie treten zum erstenmal nach dem 45. Lebensjahr auf und zeigen folgende Hauptsymptome: Überzeugungen, sich körperlich verändert zu haben, die bizarr sein können, starke Erregung, Verarmungswahn, Nihilismus und Furcht vor einem drohenden Verhängnis, Wahrnehmungsstörungen (vor allem Gehörsillusionen und Fehlinterpretationen). Es besteht eine starke Suicidtendenz.

Dazugehörige Begriffe:

Agitierte Depression
Agitierte Melancholie
Klimakterische Melancholie
Involutionsmelancholie
Melancholie in der Menopause
Climacteric insanity

Auszuschließen:

Depressionen im Rahmen einer manisch-depressiven Psychose oder einer periodischen Depression (296.2) (bei welcher die erste Phase vor dem 45. Lebensjahr auftrat).
Reaktive depressive Psychose (298.0) (bei der die erste Phase vor dem 45. Lebensjahr auftrat).
Paranoide Psychose im Involutionsalter (297.1).
Nicht näher bezeichnete Psychose im Involutionsalter (299).

296.1 Manie im Rahmen einer manisch-depressiven Psychose

Psychosen mit gehobener Stimmung oder Erregung, die mit den augenblicklichen Verhältnissen des Patienten nicht im Einklang stehen. Sie variieren von gesteigerter Lebhaftigkeit (Hypomanie) zu heftiger und fast unkontrollierbarer Erregung. Aggression und Ärgerlichkeit, Ideenflucht, Ablenkbarkeit, beeinträchtigte Urteilsfähigkeit und Größenideen sind häufig.

Dazugehörige Begriffe:

Nicht näher bezeichnete Hypomanie
Hypomanische Psychose
Nicht näher bezeichnete Manie
Manische Psychose
Monopolare Manie
Periodische Manie

Auszuschließen:

Circuläre Verlaufsform manisch-depressiver Psychosen mit einer vorangegangenen depressiven Phase (296.3).

296.2 Depression im Rahmen einer manisch-depressiven Psychose

Eine affektive Psychose mit herabgesetzter Aktivität und einer allgemeinen depressiven Verstimmung, in der die Patienten sich trübsinnig und erbärmlich fühlen. Gleichzeitig besteht Angst, Denken und Handeln sind verlangsamt, es bestehen wahnhafte Selbstvorwürfe, hypochondrische Wahnideen, krankhaftes Schamgefühl, Wahrnehmungsstörungen (besonders Verdrehungen und Fehlinterpretationen aufgeschnappter Bemerkungen) und Störungen des Schlafes, des Appetits, der Libido und der Potenz. Paranoide Ideen sind nicht selten, oft in der Form des Gefühls, von anderen wegen der eigenen moralischen Wertlosigkeit gemieden zu werden. Auch Amenorrhoe, Depersonalisationsgefühl, Ratlosigkeit und Erregung können auftreten. Schweregrad und Wahnideen unterscheiden sie von depressiven Neurosen.

Dazugehörige Begriffe:

Psychotische Depression
Endogene Depression
Nicht näher bezeichnete Melancholie
Senile Depression (ohne organische Symptome)
Senile Melancholie
Monopolare Depression
Periodische Depression

Auszuschließen:
Reaktive depressive Psychose (298.0)
Depressive Neurose (300.4)
Zirkuläre Verlaufsform manisch-depressiver Psychosen (296.3)
mit vorausgegangener manischer Phase.

296.3 Zirkuläre Verlaufsform manisch-depressiver Psychosen

Affektive Psychosen mit depressiven und manischen Phasen.
Sie können unmittelbar nacheinander auftreten oder durch
ein symptomfreies Intervall getrennt sein. Manische Phasen können wesentlich seltener auftreten als depressive.

Dazugehörige Begriffe:
Cyclothymia
Bipolare affektive Psychose
Circular insanity
Alternating insanity

Auszuschließen:
Kurzdauernde hypomanische oder depressive Nachschwan-
kungen.

296.8 Andere affektive Psychosen

Affektive Psychosen, in denen manische und depressive Züge
gemischt sind.

Dazugehörige Begriffe:
Manischer Stupor
Mischzustand (nicht zu verwechseln mit Mischpsychose)
(295.7)

Auszuschließen:
Reaktive depressive Psychosen (298.0)
Depressive Neurose (300.4).

296.9 Nicht näher bezeichnete affektive Psychosen

Dazugehöriger Begriff:
Nicht näher bezeichnete manisch-depressive Psychose.

297 Paranoide Syndrome

Psychosen, die nicht als Schizophrenie oder affektive Psychosen klassifizierbar sind. Wahnideen, etwa beeinflußt, verfolgt oder in besonderer (negativer) Weise behandelt zu werden, sind die Hauptsymptome. Die Wahnideen sind ziemlich fixiert, ausgearbeitet und systematisiert.

Auszuschließen:
Akute paranoide Reaktion (298.3)
Paranoide Schizophrenie (295.3).

297.0 Paranoia

Eine seltene chronische Psychose, bei der sich ein logisch konstruierter systematisierter Wahn langsam entwickelt hat ohne Halluzinationen oder schizophrene Denkstörungen. Meist handelt es sich um einen Verfolgungswahn, aber auch Eifersuchts-, Abstammungs- oder hypochondrischer Wahn können vorliegen.

Dazugehöriger Begriff:
Querulatorische Paranoia (Querulantenwahn)

Auszuschließen:
Eifersuchtswahn der Alkoholiker (291.3).

297.1 Paranoide Psychose im Involutionsalter

Paranoide Psychosen nach dem 45. Lebensjahr mit auffälligen Halluzinationen, die oft in verschiedenen Sinnesgebieten auftreten. Obwohl affektive Symptome und Denkstörungen vorhanden sind, dominieren sie nicht das klinische Erscheinungsbild, und die Persönlichkeit ist gut erhalten.

Dazugehörige Begriffe:
Klimakterische Paraphrenie
Paraphrenie in der Menopause
Involutionsparaphrenie

Auszuschließen:
Involutionsdepression (296.0)
Paranoide Schizophrenie (295.3)

297.9 Andere Wahnsyndrome

Wahnsyndrome, die sich nicht ohne weiteres unter einer der vorhergehenden Rubriken klassifizieren lassen, obwohl sie in mancher Weise der Schizophrenie oder den affektiven Psychosen ähneln.

Dazugehörige Begriffe:

Paranoide Psychose
Nicht näher bezeichnete (Spät-) Paraphrenie
Sensitiver Beziehungswahn
Folie à deux
Communicated insanity.

298 Andere Psychosen

Psychotische Störungen, die einem kürzlich vorausgegangenen Erlebnis zugeschrieben werden können.

298.0 Reaktive depressive Psychose

Depressive Psychose, die in ihren Symptomen einer endogenen Depression sehr ähnelt (296.2), die aber offensichtlich durch einen Streß wie Trauer oder schwere Enttäuschung oder eine Frustration hervorgerufen wird.

Dazugehörige Begriffe:

Psychogene depressive Psychose
Reaktive Depression von psychotischem Ausmaß
Reaktive (psychotische) Melancholie

Auszuschließen:

Depressive Neurose (300.4) und Depression im Rahmen einer manisch-depressiven Psychose oder einer periodischen Depression (296.2).

298.1 Reaktiver Erregungszustand

Eine affektive Psychose, die einer endogenen Manie sehr ähnlich ist, aber offensichtlich durch emotionalen Streß hervorgerufen wurde.

Dazugehöriger Begriff:

Reaktive Manie.

298.2 Reaktiver Verwirrtheitszustand

Eine Psychose mit Bewußtseinsveränderung, Desorientiertheit und verminderter Zugänglichkeit, oft auch mit starker motorischer Erregung, die offensichtlich durch emotionalen Streß hervorgerufen wurde.

Dazugehöriger Begriff:

Psychogener Dämmerzustand
Psychogener Verwirrtheitszustand

Z | Auszuschließen:
Ganser-Syndrom (307 oder 300.1).

298.3 Akute paranoide Reaktion

Eine akute paranoide Psychose, offenbar hervorgerufen durch ein als emotionaler Streß wirkendes Ereignis, das als Angriff oder Bedrohung fehlgedeutet wird. Solche Zustände treten besonders häufig bei Gefangenen auf oder als akute Reaktionen auf eine fremde und bedrohliche Umgebung, z. B. bei Emigranten.

Dazugehöriger Begriff:

Bouffé délirante.

298.9 Nicht näher bezeichnete reaktive Psychosen

Dazugehöriger Begriff:

Nicht näher bezeichnete psychogene Psychosen.

299 Nicht näher bezeichnete Psychosen

Diese Kategorie sollte sehr selten von Psychiatern gebraucht werden; jede Anstrengung sollte gemacht werden, die Störungen woanders einzuordnen.

Dazugehörige Begriffe:

Nicht näher bezeichnete Demenz
Erschöpfungsdelirium
Akutes Delirium
Nicht näher bezeichneter Irrsinn
Verwirrtheitszustand
Wahn
Nicht näher bezeichnete Involutionspsychose
Nicht näher bezeichneter geistiger Abbau
Nicht näher bezeichnete Psychose
Nicht näher bezeichneter halluzinatorischer Zustand
Geisteskrankheit.

Neurosen, Persönlichkeitsstörungen (Psychopathien) und andere nicht psychotische psychische Störungen

300 Neurosen

Psychische Störungen ohne organische Grundlage, in denen der Patient beträchtliche Einsicht hat und seine krankhaften subjektiven Erfahrungen und Phantasien nicht mit der äußeren Realität verwechselt. Das Verhalten kann stark beeinträchtigt sein, aber die Persönlichkeit bleibt erhalten.

300.0 Angstneurose

Verschiedene Kombinationen körperlicher und psychischer Angstsymptome, die keiner realen Gefahr zuzuschreiben sind und entweder als Angstanfälle oder als Dauerzustand auftreten. Die Angst ist meistens diffus und kann sich bis zur Panik steigern. Andere neurotische Züge wie Zwangsphänomene oder hysterische Symptome können vorhanden sein, aber beherrschen nicht das klinische Erscheinungsbild.

Dazugehörige Begriffe:
Depressiv ängstlicher Verstimmungszustand
Neurotischer Angstzustand
Panik
Panikanfall

Auszuschließen:
Neurasthenie (300.5)
Psychosomatische Störungen (305)
Alle organisch verursachten Störungen.

300.1 Hysterische Neurose

Bei diesen Neurosen erzeugen Motive, deren sich der Patient nicht bewußt zu sein scheint, entweder eine Einengung des Bewußtseinsfeldes oder motorische, sensorische oder vegetative Funktionsstörungen, die einen psychologischen Vorteil (Krankheitsgewinn) oder eine symbolische Bedeutung zu haben scheinen.

Diese Neurose kann durch Konversionssymptome oder durch hysterische Dämmerzustände charakterisiert sein. In der konversionsneurotischen Form sind die Haupt- oder einzigen Symptome psychogene Funktionsstörungen in einzelnen Körperpartien, z. B. Lähmung, Tremor, Blindheit, Taubheit, Anfälle. Bei den Dämmerzuständen ist der hervorstechendste Zug eine Einengung des Bewußtseinsfeldes, die einem unbewußten Zweck zu dienen scheint, und im allgemeinen begleitet sie oder folgt ihr eine selektive Amnesie. Dramatische, aber im wesentlichen oberflächliche Persönlichkeitsveränderungen können auftreten, manchmal in Form eines dranghaften Weglaufens (fugue). Im Verhalten kann der Patient eine Psychose nachahmen oder besser gesagt seine Vorstellung von einer Psychose.

Dazugehörige Begriffe:

Entschädigungsneurose
Konversionshysterie
Dämmerzustand, *dissiative reaction or state*
Alternierende Bewußtseinszustände
Funktionelle Lähmung
Funktionelle Astasie
Funktionelle Abasie
Hysterisches Ganser-Syndrom
Pseudodemenz
Nicht näher bezeichnete Hysterie
Hysterische Symptome
Psychogene Anfälle
Pithiathism

Auszuschließen:

Körperliche Störungen wahrscheinlich psychischen Ursprungs (305).
Vorübergehende kurzfristige psychische Auffälligkeiten, die mit situativen Belastungen im Zusammenhang stehen (307).
Hysterische Persönlichkeit (301.5).

300.2 Phobie

Neurosen mit einer abnorm starken Furcht in einer spezifischen Situation, die normalerweise nicht diesen Effekt hat. Wenn die Angst von einer spezifischen Situation oder einem spezifischen Objekt sich auf weitere Situationen ausbreitet, wird die Störung ähnlich oder identisch mit Angstneurose und sollte dort eingeordnet werden (300.0).

Dazugehörige Begriffe:

Furchtreaktion
Claustrophobie
Agoraphobie
Nicht näher bezeichnete Phobie
Phobische Reaktion
Tierphobie

Auszuschließen:

Zwangsneurose (300.3)
Angstneurose (300.0).

300.3 Zwangsneurose

Neurosen, in denen das hervorstechende Symptom in einem Gefühl eines unwiderstehlichen Zwanges besteht, bestimmte Handlungen auszuüben, über einen Gedanken nachzugrübeln, ein Erlebnis sich wieder vorzustellen oder über ein abstraktes Thema nachzusinnen. Die auftauchenden unerwünschten Gedanken, die Beharrlichkeit der Worte oder Ideen, die Grübeleien oder die Gedankenketten werden von dem Patienten als unangepaßt oder unsinnig empfunden. Die Zwangsantriebe oder Zwangsideen werden von dem Patienten als persönlichkeitsfremd erkannt, er weiß aber, daß sie aus ihm selbst kommen. Die Zwänge können quasi Ritualhandlungen sein mit dem Zweck, die Angst zu erleichtern, z. B. Hände waschen, um Ansteckung zu vermeiden. Versuche, die unwillkommenen Gedanken oder Antriebe zu unterdrücken, können zu einem starken inneren Kampf mit intensiver Angst führen.

Dazugehöriger Begriff:

Anankastische Neurose

Auszuschließen:

Zwangssymptome, die im Rahmen einer endogenen Depression, Schizophrenie oder bei organischen Zustandsbildern, insbesondere Encephalitis, auftreten.

300.4 Depressive Neurose

Neurosen mit starker Depression, die gewöhnlich einer erkennbaren traumatisierenden Erfahrung folgen. Wahnideen oder Halluzinationen gehören nicht dazu. Der Patient beschäftigt sich meist ausschließlich mit dem vorangegangenen psychischen Trauma, z. B. Verlust einer geliebten Person oder eines Besitzes.

Dazugehörige Begriffe:

Reaktive Depression
Depressive Reaktion
Neurotische Depression
Nicht näher bezeichnete Depression
Die Begriffe reaktive Depression, depressive Reaktion und nicht näher bezeichnete Depression wurden nur sehr widerstrebend unter die Rubrik dazugehörige Begriffe aufgenommen. Diese Begriffe können nicht sauber in dieses Diagnosenschema eingeordnet werden und sollten nicht ohne nähere Bestimmung als Diagnose benutzt werden.

Auszuschließen:

Involutionsdepression (296.0).
Depression im Rahmen einer manisch-depressiven Psychose oder einer periodischen Depression (296.2).
Andere affektive Psychosen (296.8).
Reaktive depressive Psychosen (298.0).

300.5 Neurasthenie

Neurosen mit allgemeiner Schwäche, Reizbarkeit, Kopfweh, Depression, Schlaflosigkeit und Konzentrationsschwierigkeiten. Sie können einer Infektionskrankheit oder einer Erschöpfung folgen oder aus einer anhaltenden emotionalen Störung hervorgehen.

Dazugehörige Begriffe:
Asthenie
Erschöpfungsneurose
Psychogene Asthenie
Psychogene Erschöpfung
Nervous debility

Auszuschließen:
Depressive Neurose (300.4)
Angstneurose (300.0)
Psychosomatische Störung (305)

Z | Hirnlokales Psychosyndrom (309)
Hyperästhetisch-emotioneller Schwächezustand (309)
Pseudoneurasthenische Symptomatik bei Schizophrenie (295).

300.6 Neurotisches Depersonalisationssyndrom

Neurosen mit einem unangenehmen Zustand gestörter Wahrnehmung, bei der äußere Objekte oder Teile des eigenen Körpers als in ihrer Qualität verändert, als unwirklich, fremd und ohne ihre normale Unmittelbarkeit erlebt werden. Der Patient kann seine Persönlichkeit als verändert, unreal, entfernt oder roboterhaft erleben. Der Patient ist sich der subjektiven Natur der Veränderung, die er erlebt, bewußt.

Dazugehörige Begriffe:
Depersonalisation
Derealisation
Neurose mit episodischen Depersonalisationserlebnissen

Auszuschließen:
Depersonalisationssyndrome können auch als Merkmal verschiedener psychischer Störungen auftreten, wie Depression, Zwangsneurose, Angstneurose und Schizophrenie. In diesem Fall sollte die Störung nicht hier eingeordnet werden, sondern unter der entsprechenden Kategorie.

300.7 Hypochondrische Neurose

Die auffälligen Züge bei dieser Neurose sind eine exzessive Beschäftigung mit der eigenen Gesundheit im allgemeinen oder der Unversehrtheit und der Funktion von einzelnen Körperorganen oder weniger häufig des eigenen Geistes. Meist ist Angst oder Depression dabei. Hypochondrie kann als Merkmal einer schweren Geisteskrankheit auftreten und sollte in diesem Falle nicht hier, sondern unter der entsprechenden Kategorie klassifiziert werden.

Dazugehörige Begriffe:
Hypochondrie
Hypochondriasis
Krankheitsfurcht (z. B. Luophobie)

Auszuschließen:
Hysterische Syndrome (300.1),
Involutionsdepression (296.0),
Depression im Rahmen einer manisch-depressiven Psychose oder einer periodischen Depression (296.2),
Schizophrenie (295),
Neurasthenie (300.5).

300.8 Andere Neurosen

Neurotische Störungen, die woanders nicht eingeordnet werden können, z. B. Schreibkrampf; Patienten mit gemischten Neurosen sollten nicht in dieser Kategorie klassifiziert werden, sondern entsprechend den am meisten im Vordergrund stehenden Symptomen.

Dazugehörige Begriffe:
Schreibkrampf
Occupational neurosis
Telegraphist's cramp.

300.9 Nicht näher bezeichnete Neurosen

Sollte nur gebraucht werden, wenn es sich absolut nicht vermeiden läßt.

Dazugehörige Begriffe:

Nervenzusammenbruch
Nicht näher bezeichnete Psychoneurose
Nicht näher bezeichnete Neurose.

301 Persönlichkeitsstörungen (Psychopathien, Charakter-neurosen)

Personen mit tief eingewurzeltem Fehlverhalten, das im allgemeinen zur Zeit der Adoleszenz oder früher erkennbar wird und während des ganzen Lebens weiter besteht. Die Persönlichkeit ist abnorm, entweder hinsichtlich der Ausgeglichenheit ihrer Komponenten, deren Qualität und Ausdrucksform oder hinsichtlich ihres Gesamtbildes. Unter dieser Abnormität leidet der Patient, oder andere haben darunter zu leiden. Hierzu gehören auch sogenannte Psychopathien. Wenn diese Abnormität primär durch eine Hirnfunktionsstörung bedingt ist, sollte sie nicht hier klassifiziert werden, sondern als eine nichtpsychotische psychische Störung auf organischer Grundlage (309).

Auszuschließen:

Psychische Störungen, die nicht als Psychosen bezeichnet werden können, jedoch mit körperlichen Krankheiten im Zusammenhang stehen (309). Wenn der Patient eine Persönlichkeitsstörung bietet, die direkt mit seiner Neurose oder Psychose im Zusammenhang steht, z. B. schizoide Persönlichkeit und Schizophrenie oder anankastische Persönlichkeit und Zwangsneurose, so sollte die entsprechende Neurose oder Psychose, die das Erscheinungsbild prägt, diagnostiziert werden.

301.0 Paranoide Persönlichkeit

Eine Persönlichkeitsstörung mit starker Empfindlichkeit für Mißerfolge oder vermeintliche Demütigungen und Zurückweisungen, mit einer Tendenz, Erlebtes zu verdrehen, indem neutrale oder freundliche Handlungen anderer als feindlich oder verächtlich mißdeutet werden. Diese Personen bestehen aggressiv und beharrlich auf dem eigenen Recht. Sie können zu Eifersucht oder überhöhtem Selbstwertgefühl neigen. Solche Personen können sich hilflos gedemütigt und ausgenutzt fühlen; andere dagegen, obwohl genauso extrem empfindlich, sind aggressiv und beharrlich, in allen Fällen besteht eine starke Selbstbezogenheit.

Dazugehörige Begriffe:

Paranoide Charakterzüge
Paranoide Persönlichkeitsstörung

Auszuschließen:

Paranoide Syndrome (297)
Paranoide Form der Schizophrenie (295.3)
Akute paranoide Reaktion (298.3).

301.1 Cyclothyme (thymopathische) Persönlichkeit

Eine Persönlichkeitsstörung, bei der eine ausgeprägte Abnormität der Stimmung das ganze Leben lang besteht. Die Stimmung kann ständig depressiv oder gehoben sein, oder sie schwankt ständig zwischen diesen beiden Extremen. Während der gehobenen Stimmung herrschen unerschütterlicher Optimismus und eine übertriebene Aktivität und Lebensfreude, während die Zeit der Depression durch Sorgen, Pessimismus, erniedrigtes Energieniveau und Gefühl der Nutzlosigkeit charakterisiert ist.

Dazugehörige Begriffe:

Hyperthyme Persönlichkeit
Hypothyme Persönlichkeit
Depressive Persönlichkeit

Auszuschließen:

Affektive Psychosen (296)
Depressive Neurose (300.4)
Neurasthenie (300.5)
Zirkuläre Verlaufsform manisch-depressiver Psychosen (296.3).

301.2 Schizoide Persönlichkeit

Eine Persönlichkeitsstörung mit Neigung, sich von emotionellen, sozialen und anderen Kontakten zurückzuziehen und mit autistischer Vorliebe für Phantasie und introspektiver Zurückhaltung. Im Verhalten kann der Patient exzentrisch wirken oder dazu neigen, Konkurrenzsituationen zu vermeiden. Auffällige Kühle und Zurückhaltung kann die Unfähigkeit verdecken, Gefühle auszudrücken.

Auszuschließen:

Schizophrenia simplex (295.0)
Latente Schizophrenie (295.5)
Schizophrene Rest- und Defektzustände (295.6)
Schizoaffektive Psychosen (295.7).

301.3 Erregbare Persönlichkeit

Eine Persönlichkeitsstörung, die durch Unbeständigkeit in der Stimmung und durch Neigung zu Temperamentsausbrüchen oder zu zügellosen Ausbrüchen von Ärger, Haß oder Gewalttätigkeit charakterisiert ist. Aggression kann verbal ausgedrückt werden oder in körperlicher Gewalttätigkeit bestehen. Personen mit diesen Störungen, die sonst nicht zu antisozialem Verhalten neigen, können ihre Ausbrüche nicht genügend kontrollieren.

Dazugehöriger Begriff:

Aggressive Persönlichkeit

Auszuschließen:

Antisoziale Persönlichkeit (301.7)
Hysterische Syndrome (300.1)
Nichtpsychotisches Fehlverhalten bei Epilepsie (309.4)
Psychosen bei Epilepsie (293.2).

301.4 Anankastische Persönlichkeit

Eine Persönlichkeitsstörung, die durch Unsicherheitsgefühl, Zweifel an sich selbst und Gefühl der eigenen Unvollkommenheit charakterisiert ist. Dies führt zu übertriebener Gewissenhaftigkeit, zwanghaft kontrolliertem Eigensinn und Vorsicht. Andrängende und unerwünschte Gedanken oder Impulse können vorhanden sein, erreichen aber nicht die Schwere wie bei einer Zwangsneurose. Es besteht Perfektionismus und eine peinlich genaue Sorgfalt. Aus dem Versuch, dies zu gewährleisten, entwickelt sich ein Bedürfnis nach ständiger Kontrolle. Rigidität und starke Zweifelsucht können sehr deutlich sein.

Dazugehörige Begriffe:

Zwanghafte Persönlichkeit
Psychasthenic personality

Auszuschließen:

Zwangsneurose (300.3)
Phobie (300.2)
Nichtpsychotisches Fehlverhalten nach Encephalitis (309.0).

301.5 Hysterische Persönlichkeit

Eine Persönlichkeitsstörung mit oberflächlicher und labiler Affektivität, Abhängigkeit von anderen, sehnsüchtigem Verlangen nach Anerkennung, Suggestibilität und theatralischem Verhalten. Oft besteht sexuelle Unreife, z. B. Frigidität oder übermäßiges Ansprechen auf sexuelle Stimuli. Unter Streß können sich hysterische Symptome (Neurose) entwickeln.

Dazugehörige Begriffe:

Labile Persönlichkeit
Psychisch infantile Persönlichkeit
Histrionic personality

Auszuschließen:

Hysterische Neurose (300.1).

301.6 Asthenische Persönlichkeit

Eine Persönlichkeitsstörung, die durch eine passive Willfährigkeit gegenüber den Wünschen älterer und anderer Personen charakterisiert ist und durch eine schwache, inadäquate Reaktion auf die Anforderungen des täglichen

Lebens. Der Energiemangel kann sich intellektuell oder gefühlsmäßig zeigen. Die Fähigkeit, sich zu freuen, ist gering.

Dazugehörige Begriffe:

Inadäquate Persönlichkeit
Passiv abhängige Persönlichkeit *(passive dependant personality)*

Auszuschließen:

Neurasthenie (300.5).

301.7 Antisoziale Persönlichkeit

Eine Persönlichkeitsstörung mit Mißachtung für soziale Verpflichtungen, fehlendem Gefühl für andere und maßloser Gewalttätigkeit oder herzlosem Unbeteiligtsein. Das Verhalten ist durch Erfahrung einschließlich Bestrafung nicht genügend modifizierbar. Personen mit dieser Persönlichkeit sind gefühlskalt und können abnorm aggressiv oder verantwortungslos sein. Ihre Frustrationstoleranz ist niedrig, sie beschuldigen andere oder bieten vordergründige Rationalisierungen für ihr Verhalten an, das sie in Konflikt mit der Gesellschaft bringt.

Dazugehörige Begriffe:

„Moralischer Schwachsinn"
Asoziale Persönlichkeit
Amoralische Persönlichkeit
Psychopathic disorder
Psychopathic personality

Auszuschließen:

Erregbare Persönlichkeit (301.3).

301.8 Andere Persönlichkeitsstörungen

Dazugehörige Begriffe:

Nicht näher bezeichnete unreife Persönlichkeit
Persönlichkeitsstörungen anderen umschriebenen Typs

Auszuschließen:

Psychisch infantile Persönlichkeit (301.5).

301.9 Nicht näher bezeichnete Persönlichkeitsstörungen

Dazugehörige Begriffe:

Nicht näher bezeichnete Persönlichkeitsstörung
Nicht näher bezeichnete pathologische Persönlichkeit
Nicht näher bezeichnete Persönlichkeitsabnormität.

302 Sexuelle Verhaltensabweichungen („sexuelle Perversionen")

Abnorme sexuelle Neigungen oder abnormes sexuelles Verhalten. Die Grenzen und Bilder normaler sexueller Neigung und normalen sexuellen Verhaltens sind in den verschiedenen Gesellschaften und Kulturen nicht absolut festgelegt worden, aber sind im großen und ganzen so, daß sie akzeptierten sozialen und biologischen Zielen dienen. Die sexuelle Aktivität der hier betroffenen Personen ist primär entweder auf Personen des gleichen Geschlechtes gerichtet oder auf sexuelle Akte, die normalerweise nicht mit dem Coitus in Verbindung stehen oder auf einen Coitus, der unter abnormen Umständen durchgeführt wird. Wenn das anormale Verhalten nur während einer Psychose oder einer anderen Geisteskrankheit auftritt, sollte die Störung unter der Hauptkrankheit klassifiziert werden. Häufig treten mehrere Abnormitäten in der gleichen Person gemeinsam auf. In diesem Falle sollte die im Vordergrund stehende Abweichung klassifiziert werden. Man sollte in dieser Kategorie solche Personen nicht aufführen, die sexuelle Verhaltensabweichungen ausüben, wenn ihnen normale sexuelle Gelegenheiten nicht zur Verfügung stehen.

Auszuschließen:

Psychische Störungen, die nicht als Psychosen bezeichnet werden können, jedoch mit körperlichen Krankheiten im Zusammenhang stehen (309).

302.0 Homosexualität

Die sexuelle Anziehung zwischen gleichgeschlechtlichen Partnern mit oder ohne körperliche Beziehung.

Dazugehörige Begriffe:

Homosexualität

Sodomy

Lesbische Liebe

Päderastie

Einige der in 302.0 aufgeführten Begriffe werden ungenau gebraucht und müssen als auswechselbar betrachtet werden; vor allem Päderastie und *Sodomy*.

Z | Auszuschließen:

Sexueller Verkehr mit Tieren gehört in die Gruppe 302.8.

302.1 Fetischismus

Eine sexuelle Verhaltensabweichung, in der alle Empfindungen durch den Kontakt mit unbelebten Objekten angeregt werden und dadurch sexuelle Befriedigung erreicht wird. Meistens handelt es sich um Objekte, die mit dem Körper einer Person des Gegengeschlechts etwas zu tun haben, wie z. B. Kleidung, Haar.

302.2 Pädophilie

Eine sexuelle Verhaltensabweichung, in der Erwachsene sich mit Kindern sexuell betätigen.

302.3 Transvestitismus

Eine sexuelle Verhaltensabweichung, in der sexuelle Lust durch das Anlegen von Kleidern des Gegengeschlechts erreicht wird.

Dazugehöriger Begriff:

Eonismus.

302.4 Exhibitionismus

Eine sexuelle Verhaltensabweichung, in der die wesentliche sexuelle Lust und Befriedigung durch das Zurschaustellen der männlichen Genitalien vor einer weiblichen Person erreicht wird.

302.8 Andere sexuelle Verhaltensabweichungen

Dazugehörige Begriffe:

Voyeurismus
Sadismus
Masochismus
Narzißmus
Nekrophilie
Nymphomanie
Transsexualität.

302.9 Nicht näher bezeichnete sexuelle Verhaltensabweichungen

Dazugehörige Begriffe:

Nicht näher bezeichnete pathologische Sexualität
Nicht näher bezeichnete sexuelle Verhaltensabweichungen.

303 Alkoholismus

Zustände, in denen Alkohol über längere Zeit zum Schaden der eigenen körperlichen Gesundheit oder der sozialen Stellung getrunken wird. Wenn der Alkoholismus während des Verlaufes oder als ein Symptom einer anderen Geisteskrankheit auftritt, dann sollte nur diese Geistesstörung klassifiziert werden.

Auszuschließen:

Alkoholpsychosen (291)
Alkoholismus im Zusammenhang mit körperlichen Krankheiten (309).
Z | Alkoholrausch (291.4)

303.0 Episodischer Alkoholmißbrauch

Relativ kurze Episoden exzessiven Alkoholgenusses, die viermal jährlich oder häufiger auftreten. Diese Episoden können einige Tage oder Wochen dauern und mit körperlichem oder seelischem Streß in Verbindung stehen, oder sie können durch zyklische Stimmungsschwankungen ausgelöst werden. Wenn es klar ist, daß die Störung auf eine zugrunde liegende Krankheit, wie z. B. Manie im Rahmen einer manisch-depressiven Psychose, bezogen werden kann, dann sollte die Störung unter jener Rubrik klassifiziert werden.

Dazugehöriger Begriff:

Quartalsäufer.

303.1 Gewohnheitsmäßiger Alkoholmißbrauch

Ein regelmäßiger Genuß von großen Alkoholmengen zum Schaden der eigenen körperlichen Gesundheit oder der sozialen Stellung. Eine Person, die mehr als zwölfmal im Jahr einen Rausch hat oder mehr als einmal in der Woche unter sichtbarem Alkoholeinfluß steht, gehört in diese Kategorie.

Dazugehöriger Begriff:

Gewohnheitstrinker.

303.2 Chronischer Alkoholmißbrauch (Trunksucht)

Ein Zustand körperlicher und seelischer Abhängigkeit von regelmäßigem Alkoholgenuß in ansteigenden Mengen. Beim Alkoholentzug treten Entzugssymptome auf, die schwer sein können. Starkes Trinken über drei Monate oder mehr kann als Sucht angesehen werden.

Dazugehörige Begriffe:

Dipsomania
Chronischer Alkoholismus
Alkoholabhängigkeit
Chronischer Aethylismus.

303.9 Andere und nicht näher bezeichnete Formen des Alkoholismus

Dazugehörige Begriffe:

Nicht näher bezeichneter akuter Alkoholismus
Nicht näher bezeichnete Trunkenheit
Inebriety not otherwise specified.

304 Medikamentenabhängigkeit (Sucht und Mißbrauch)

Störungen, in denen gewohnheitsmäßig bestimmte Narkotika, Drogen oder andere Medikamente, die sich auf das Zentralnervensystem auswirken, auf die verschiedenste Weise eingenommen werden. Wenn die Einnahme des Medikamentes plötzlich unterbrochen wird, treten vegetative und andere körperliche und psychische Störungen auf. Psychische Abhängigkeit allein kann vorliegen, ohne daß es zu körperlichen Symptomen eines Entzugssyndroms kommt. Diese Kategorie ist für Patienten gedacht, die süchtig oder abhängig von Medikamenten sind außer Alkohol, Tabak und Coffein enthaltenden Getränken.

Dazugehörige Begriffe:

Sucht
Abhängigkeit von
Chronische Vergiftungen durch

Substanzen, wie sie unter 304.0—304.9 aufgeführt sind.

304.0 Opium, Opium-Alkaloide und deren Derivate

304.1 Synthetische Analgetika mit morphinähnlicher Wirkung

304.2 Barbiturate

304.3 Andere Schlafmittel und Sedativa oder Tranquilizer

304.4 Cocain

304.5 Haschisch, Marihuana (Cannabis sativa)

304.6 Andere Stimulantien

304.7 Halluzinogene

304.8 Andere Medikamente (und kombinierte)

304.9 Nicht näher bezeichnete Medikamente

Nicht näher bezeichnete Medikamentensucht
Nicht näher bezeichnete Medikamentenabhängigkeit.

305 Psychosomatische Störungen (körperliche Störungen wahrscheinlich psychischen Ursprungs)

Störungen mit Schädigung des Gewebes oder anhaltender physiologischer Funktionsstörung, von denen man glaubt, daß emotionale Faktoren in der Ätiologie eine erhebliche Rolle gespielt haben. Die krankhaften Veränderungen spielen sich im allgemeinen im vegetativen Nervensystem ab und wirken sich meist in einem Organsystem besonders aus. Sie sollten unter der Subkategorie aufgeführt werden, die diesem Körpersystem entspricht und die spezielle körperliche Störung sollte angegeben werden.

Auszuschließen:

Störungen, in denen der psychogene Faktor entweder zweifelhaft oder geringfügig ist oder wo diese Störung Teil einer anderen Krankheit ist (290—304.9).

305.0 Haut

Dazugehörige Begriffe:

Hautneurose
Psychogener Pruritus
Psychogene Dermatitis
Psychogenes Ekzem
Psychogene Hauterkrankung.

305.1 Muskulatur und Skelettsystem

Dazugehörige Begriffe:

Psychogene Störung in:
    Gelenken
    Gliedern
    Muskeln
Psychogener Torticollis
Psychogene Lähmung

Auszuschließen:

Gilles de la Tourette'sche Erkrankung (306.2).

305.2 Atmungsorgane

Dazugehörige Begriffe:

Kehlkopfneurose
Pharynxneurose
Psychogene Atemnot
Psychogenes Asthma
Psychogener Husten
Psychogene Hyperventilation
Psychogene Atemstörung
Psychogenes Gähnen.

305.3 Herz- und Kreislaufsystem

Dazugehörige Begriffe:

Herzkreislaufneurose
Da Costa Syndrom
Effortsyndrom
Neurozirkulatorische Asthenie *(„Soldier's heart")*
Psychogene Herzkreislaufstörung
Psychogene Herzrhythmusstörung
Psychogene Herzkrankheit (funktionelle).

305.4 Blut- und Lymphsystem

Psychogene Störung des Blut- oder Lymphsystems

305.5 Magen-Darm-Trakt

Dazugehörige Begriffe:

Aerophagie (Luftschlucker)
Periodisches Erbrechen
Magenneurose
Kloßgefühl (Globusgefühl)
Psychogene Colitis mucosa
Nervöses Aufstoßen
Nervöse Diarrhoe
Nervöse Dyspepsie
Psychogene Störung im Verdauungstrakt.

305.6 Urogenitalsystem

Dazugehörige Begriffe:

Impotenz
Blasenneurose
Psychogene Störung im Urogenitalsystem
Psychogene Störung der Miktion
Psychogene Störung der Sexualfunktion
Dysmenorrhoe
Vaginismus
Frigidität

Auszuschließen:

Enuresis (306.6).

305.7 Endokrines System

Psychogene Störung im endokrinen System.

305.8 Sinnesorgane

Dazugehörige Begriffe:

Augenneurose
Psychogene Störung der Sinnesempfindung.

305.9 Andere psychosomatische Störungen

Dazugehörige Begriffe:

Nicht näher bezeichnete psychophysiologische Störung
Nicht näher bezeichnete psychosomatische Störung
Psychogene Störung anderer oder nicht näher bezeichneter
Körperteile.

**306 Besondere Symptome, die nicht anderweitig klassifiziert
werden können**

Störungen, in denen ein auffallendes spezifisches Symptom
kein fester Bestandteil eines zugrunde liegenden klassifizier-
baren Krankheitsbildes ist.

Auszuschließen:
Krankheitsbilder, in denen das Symptom das Ergebnis einer organischen Krankheit, eines Defektzustandes oder einer anderen Geistesstörung ist.

306.0 Stammeln und Stottern

Dazugehörige Begriffe:
Durcheinanderreden
Stammeln
Stottern
Lispeln
Lallen

Auszuschließen:
Dysphasie
Dysarthrie.

306.1 Spezielle Lernstörungen

Dazugehörige Begriffe:
Alexie
Dyslexie
Spezielle Lernstörungen (Lesen, Rechnen, Wortblindheit, Worttaubheit).

306.2 Tick

Dazugehörige Begriffe:
Abnorme unwillkürliche Bewegung ⎫
Spastische Haltungsanomalien ⎬ nicht organi-
Tremor ⎭ scher Ursache
Gilles de la Tourette Syndrom.

306.3 Andere psychomotorische Störungen

Dazugehörige Begriffe:
Ataxie ⎫ nicht organi-
Muskuläre Koordinationsstörungen ⎭ scher Ursache

Auszuschließen:
Astasie-Abasie (300.1).

306.4 Schlafstörungen

Dazugehörige Begriffe:

Schlafsucht
Schlaflosigkeit
Umgekehrter Schlafrhythmus
Narkolepsie
Alpträume
Schlafwandeln.

} nicht organischer Ursache

306.5 Eßstörungen

Dazugehörige Begriffe:

Anorexia nervosa
Anorexie
Appetitverlust
Freßsucht.

} nicht organischer Ursache

306.6 Enuresis

Dazugehöriger Begriff:

Harninkontinenz nicht organischer Ursache

Auszuschließen:

Krankheitsbild, bei dem das Symptom nicht als speziell psychogen angegeben ist

306.7 Enkopresis

Dazugehöriger Begriff:

Stuhlinkontinenz nicht organischer Ursache

Auszuschließen:

Wenn die Ursache nicht näher bezeichnet ist

306.8 Kopfschmerzen

Dazugehöriger Begriff:

Spannungskopfschmerzen nicht organischer Ursache

Auszuschließen:

Migräne

Krankheitsbilder, bei denen die Kopfschmerzen keiner psychischen Ursache speziell zugeschrieben werden können.

306.9 Andere Symptome

Dazugehörige Begriffe:

Autismus

Kindlicher Autismus

ein Syndrom, das entweder von Geburt an besteht oder innerhalb der ersten $2^{1}/_{2}$ Lebensjahre beginnt.
Die Reaktionen auf akustische und visuelle Eindrücke sind abnorm und es gibt schwere Probleme im Verstehen der verbalen und der Gebärdensprache. Die Sprachentwicklung ist verzögert, und wenn sie sich entwickelt, dann ist sie charakterisiert durch Echolalie, Verdrehung der Fürworte, unreifen grammatikalischen Aufbau, Unfähigkeit, abstrakte Begriffe zu gebrauchen. Sekundäre Verhaltensstörungen sind vor dem 5. Lebensjahr besonders schwer und umfassen Mangel an Bezug zu anderen Personen; Bindung an gewisse Objekte und Gewohnheiten und phantasiereiches Spielen fehlt. Die Intelligenz variiert von stark unterdurchschnittlich bis normal oder überdurchschnittlich. Die Leistung bei nichtverbalen Aufgaben ist besser als in verbalen.

307 Vorübergehende kurzfristige psychische Auffälligkeiten, die mit situativen Belastungen im Zusammenhang stehen

Vorübergehende Störungen unabhängig vom Schweregrad, die bei Personen auftreten, die vorher unter keinen auffälligen psychischen Störungen litten. Diese Störungen sind als Antwort auf eine Situation mit außergewöhnlichem körperlichen oder seelischen Streß aufzufassen und neigen dazu, innerhalb 48 Stunden zu verschwinden.

Dazugehörige Begriffe:

Abnorme Erlebnisreaktion des Erwachsenen

Abnorme Erlebnisreaktion der Adoleszenz

Combat fatigue (Kriegszitterer etc.)

Abnorme Reaktion auf Streß

Ganser-Syndrom (außer wenn es mit einer näher bezeichneten psychotischen oder neurotischen Erkrankung im Zusammenhang steht, wie z. B. bei der hysterischen Neurose (300.1).

308 Verhaltensstörungen im Kindesalter (soweit nicht unter 306 oder anderen Kategorien erfaßt)

Störungen, die vor dem 15. Lebensjahr auftreten, hartnäckiger sind als vorübergehende kurzfristige Auffälligkeiten, die mit situativen Belastungen im Zusammenhang stehen (307), aber leichter therapierbar sind als Psychosen, Neurosen oder Persönlichkeitsstörungen.

Dazugehörige Begriffe:

Anpassungsschwierigkeiten in der Kindheit

Kindliche Eifersucht

Temper Tantrum

Schulschwänzen.

309 Psychische Störungen, die nicht als Psychosen bezeichnet werden können, jedoch mit körperlichen Krankheiten im Zusammenhang stehen, die auf das Gehirn einwirken

Neurosen und Persönlichkeitsstörungen, die einer körperlichen Schädigung zugeordnet werden können, wie Hirntrauma oder Encephalitis.

Dazugehörige Begriffe:

Nicht näher bezeichnete psychische Störungen. Nichtpsychotische psychische Störung jeder Art, die unter 300—304 klassifiziert werden kann.

Hirnlokales Psychosyndrom.

} verursacht durch oder im Zusammenhang mit Krankheiten, wie sie in den Kategorien 309.0—309.9 angegeben sind

309.0 Bei intrakraniellen entzündlichen Prozessen

Dazugehörige Begriffe:

Hirnabszeß (an jeder Stelle)
Encephalitis (tuberkulös, Virus-)
Hirnentzündung
Meningitis (durch Meningokokken, tuberkulös, Virus-)
Poliomyelitis
Syphilis des zentralen Nervensystems
Hirntuberkulose
Andere oder nicht näher bezeichnete intrakranielle Infektion.

309.1 Bei Intoxikationen durch Pharmaka, Gifte und Intoxikationen bei Infektionskrankheiten

Dazugehörige Begriffe:

Rheumatismus
Influenza
Intoxikationen durch Pharmaka oder Gifte

Z   nicht-psychotische Störungen, z. B. neurotisch erscheinende Angstzustände bei Drogeneinnahme. Auch nicht-psychotische prädelirante Syndrome bei Alkoholismus gehören hierher.

Malaria
Pneumonie
Sepsis
Tuberkulose
Fleckfieber
Typhus
Andere oder nicht näher bezeichnete Infektionskrankheiten.

Auszuschließen:

Alkoholismus (303)
Medikamentenabhängigkeit (Sucht und Mißbrauch, 304).

309.2 Bei Hirnverletzungen

Jede Erkrankung bei
Schädelfraktur
intrakranieller Verletzung, mit Ausnahme derjenigen, die mit einer Schädelfraktur auftritt.

309.3 Bei Kreislaufstörungen

309.4 Bei Epilepsie

309.5 Bei Stoffwechsel-, Wachstums- und Ernährungsstörungen

Andere oder nicht näher bezeichnete Stoffwechsel-, Wachstums- und Ernährungsstörungen.

309.6 Bei senilen und präsenilen Hirnkrankheiten

Dazugehörige Begriffe:

Senile Hirnatrophie oder Degeneration
Morbus Jacob-Creutzfeldt
Andere oder nicht näher bezeichnete senile oder präsenile Hirnkrankheiten.

309.7 Bei intrakraniellen Tumoren

Dazugehörige Begriffe:

Neoplasma (benigne, maligne):
  des Gehirns
  der cerebralen Meningen
Nicht näher bezeichnetes intrakranielles Neoplasma.

309.8 Bei degenerativen Erkrankungen des ZNS

Dazugehörige Begriffe:

Morbus Pelizaeus-Merzbacher
Morbus Schilder
Chorea Huntington
Multiple Sklerose
Hirnsklerose
Andere oder nicht näher bezeichnete degenerative Erkrankungen des zentralen Nervensystems.

Auszuschließen:

Nichtpsychotische psychische Störungen im Zusammenhang mit senilen oder präsenilen Hirnkrankheiten (309.6).

309.9 Bei anderen und nicht näher bezeichneten körperlichen Krankheiten

Oligophrenien (310—315)

Abnorme Zustände, bei denen die geistige Entwicklung unvollständig oder (auf einem früheren Entwicklungsstadium) steckengeblieben ist. Diese Zustände sind im besonderen durch Intelligenzminderung charakterisiert; sie sind von einer Art oder einem Ausmaß, das ärztliche Behandlung, eine andere spezielle Fürsorge oder eine Spezialausbildung des Patienten erfordert oder möglich macht. Die drei Ziffern der Kategorien 310—315 ordnen den Fall entsprechend dem Schweregrad der Oligophrenie ein. 315 wird in Fällen gebraucht, wo der Grad der Oligophrenie nur innerhalb ziemlich weiter Grenzen geschätzt werden kann. Die IQ-Grenzen sind künstlich, da kein Intelligenztest spezifisch und die Wertpunkte für Erwachsene nicht ganz zuverlässig sind.

Z | Die in der Originalfassung angegebenen IQ-Werte bieten zwei Schwierigkeiten: 1. ist die Methode, nach der diese IQ-Werte bestimmt werden, nicht eindeutig klar; 2. ist die Zuordnung klinisch diagnostizierter Schwachsinnsgrade zu bestimmten IQ-Bereichen kontrovers sowie in den im Original angeführten unteren Bereichen nicht durchführbar und auch sinnlos. Es werden deshalb unter jedem Oligophreniegrad aufgeführt:

1. Die IQ-Bereiche der Originalfassung, die sich wahrscheinlich auf Binet-Stanford beziehen,

2. IQ-Bereiche, die sich auf den Hawie beziehen,

3. jeweils dazugehörige Begriffe, die sich auf klinische Beurteilung und Schätzungen beziehen, da Test-Messungen oft nicht möglich sind.

Die deutschen Zusätze unter 2 und 3 entsprechen einem Vorschlag von Frau Dr. M. Terhechte, Hamm, die sich eingehend mit diesen Schwierigkeiten des WHO-Schlüssels auseinandergesetzt hat.

310 Minderbegabung (Grenzfälle)

Backwardness
Borderline intelligence
Borderline mental deficiency
Borderline subnormality
IQ 68—85

Z | IQ 80—90
   | Schwachbegabung

311 Leichter Schwachsinn

Feeble-mindedness
High grade defect
Moron
Mild mental deficiency or subnormality
IQ 52—67

Z | IQ 75—79
   | Leichte Debilität

312 Deutlicher Schwachsinn

Imbecile, IQ 36—51
Moderate mental deficiency or subnormality
IQ 36—51

Z | IQ 60—74
   | Debilität

313 Schwerer Schwachsinn

Imbecile, not otherwise specified
Severe mental deficiency or subnormality
IQ 20—35

Z | IQ 40—59
   | Imbezillität

314   Hochgradiger Schwachsinn

Idiocy
Profound mental deficiency or subnormality
IQ under 20

Z | IQ unter 40
| Idiotie

315   Nicht näher bestimmbarer Schwachsinnsgrad

Die folgenden Unterteilungen sollten bei jeder der unter 310—315 aufgeführten Kategorien als 4. Stelle der Diagnosenummer angehängt werden.

.0 Als Folge von Infektionskrankheiten oder Intoxikationen

Z. B. pränatale Infektionen wie Röteln, Syphilis, Toxoplasmose; postnatale Infektionen wie Hirnabszeß, Encephalitis; Intoxikationen wie Kernikterus, Bleivergiftung, Vergiftung über das mütterliche Blut.

.1 Als Folge von traumatischen oder anderen physikalischen Schädigungen

Z. B. mechanische Verletzung oder Hypoxie während der Geburt; postnatale Verletzung oder Hypoxie.

.2 Im Zusammenhang mit Stoffwechsel-, Ernährungs- oder Wachstumsstörungen

Z. B. infantile cerebrale Lipoidose, hepatolentikuläre Degeneration (Wilson'sche Erkrankung), Hypothyreoidismus, Phenylketonurie, Galaktosämie.

.3 Im Zusammenhang mit schweren postnatalen Hirnkrankheiten

Z. B. Gargoylismus, Neurofibromatosis (von Recklinghausen'sche Erkrankung), tuberöse Sklerose, intrakranielles Neoplasma, diffuse chronische infantile Sklerose (Pelizaeus Merzbacher), progressive subkortikale Encephalopathie

(Schilder'sche Erkrankung), spinale Sklerose (Friedreich'sche Ataxie).

.4 Im Zusammenhang mit Krankheiten oder Störungen, die nicht näher bekannt sind, jedoch pränatal zur Wirkung kamen

Z. B. kongenitale cerebrale Defekte, Anencephalie, multiple kongenitale Anomalien des Gehirns, Kranio-Stenosis, Hypertelorismus, Mikrocephalie und Lawrence Moon-Biedl Syndrom.

.5 Bei Chromosomen-Anomalien

Z. B. Morbus Langdon-Down (Mongolismus), Klinefelter-Syndrom.

.6 Nach Frühgeburt

In diese Kategorie gehören oligophrene Patienten, die ein Geburtsgewicht von weniger als 2500 g hatten oder ein Gestationsalter von weniger als 38 Wochen bei der Geburt.

.7 Als Folgen von schweren psychiatrischen Erkrankungen

.8 Im Zusammenhang mit Störungen des psychosozialen Milieus

Krankheitszustände, bei denen die Oligophrenie ganz oder zum Teil auf psychologische oder soziale Faktoren zurückzuführen ist, wie Fehlverhalten der Eltern, umgebungsbedingte Isolierung, d. h. mangelnde Stimulierung der Lernprozesse; ebenfalls gehören hierher emotionale Störungen in einem frühen Lebensalter, die nicht unter 315.7 klassifiziert werden können.

.9 Andere und nicht näher bezeichnete Ursachen

Fälle von Oligophrenie, bei denen sich kein Anhalt für einen der oben aufgeführten klinischen Faktoren ergibt.

Dazugehöriger Begriff:
Idiopathische Oligophrenie.

Notizen über Unzulänglichkeiten, Schwierigkeiten, Verbesserungsnotwendigkeiten